BEI GRIN MACHT SICH IHR WISSEN BEZAHLT

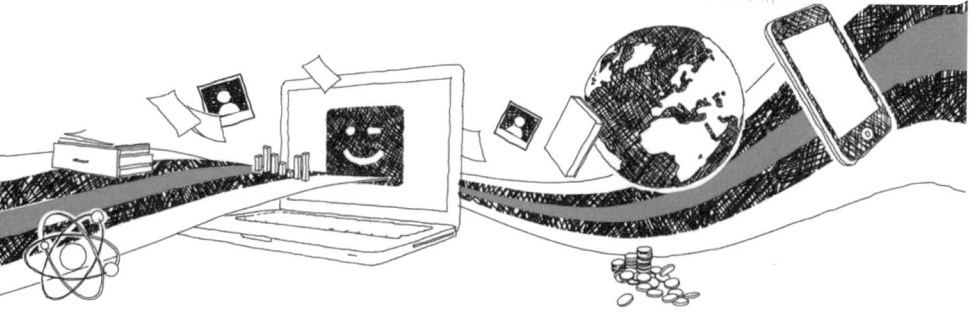

- Wir veröffentlichen Ihre Hausarbeit, Bachelor- und Masterarbeit

- Ihr eigenes eBook und Buch - weltweit in allen wichtigen Shops

- Verdienen Sie an jedem Verkauf

Jetzt bei www.GRIN.com hochladen und kostenlos publizieren

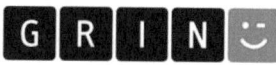

Impfung von Kindern. Maßnahmen zur Aufklärung der Eltern

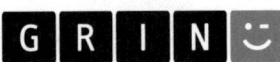

Bibliografische Information der Deutschen Nationalbibliothek:

Die Deutsche Nationalbibliothek verzeichnet diese Publikation in der Deutschen Nationalbibliografie; detaillierte bibliografische Daten sind im Internet über http://dnb.d-nb.de abrufbar.

ISBN: 9783389016992
Dieses Buch ist auch als E-Book erhältlich.

Druck und Bindung: Books on Demand GmbH, Norderstedt Germany
Gedruckt auf säurefreiem Papier aus verantwortungsvollen Quellen

Das vorliegende Werk wurde sorgfältig erarbeitet. Dennoch übernehmen Autoren und Verlag für die Richtigkeit von Angaben, Hinweisen, Links und Ratschlägen sowie eventuelle Druckfehler keine Haftung.

Das Buch bei GRIN: https://www.grin.com/document/1469897

Maßnahmen zur Aufklärung von Eltern zur Impfung ihrer Kinder

Studiengang:	Management und Versorgung im Gesundheitswesen
Semester:	Sommersemester 2021
Modul:	Wissenschaftliches Arbeiten
Abgabedatum	31.08.2021

Zusammenfassung

Die vorliegende Arbeit beschäftigt sich mit den Impfungen bei Kindern in Deutschland und die damit einhergehende Forschungsfrage: Welche Maßnahmen werden ergriffen, um Eltern für Impfungen von ihren Kindern aufzuklären? Es wird kurz der Ursprung von Impfungen aufgezeigt und seit wann diese in Deutschland durchgeführt werden. Ebenso wird auf die STIKO eingegangen und deren wichtige Aufgaben im Zusammenhang mit den Impfungen erklärt. Nach der Vorstellung einer generellen Studie von der BZgA aus dem Jahr 2018 zum Thema Impfakzeptanz, wird dann der Fokus auf die Durchimpfungsquoten von Kindern gelegt und wieso es überhaupt so wichtig ist, dass Impfungen erfolgen. Hierbei wird nach den individuellen Auswirkungen auch auf die Auswirkungen für die Gesellschaft eingegangen. Die Möglichkeiten der Aufklärungen werden erläutert, ehe zum Abschluss die Impfquoten im Zusammenhang mit den aufklärenden Maßnahmen diskutiert und vom Autor weitere Möglichkeiten aufgezeigt werden.

Abkürzungsverzeichnis

RKI	Robert Koch Institut
WHO	Weltgesundheitsorganisation
BZgA	Bundeszentrale für gesundheitliche Aufklärung
STIKO	Ständige Impfkommission
G-BA	Gemeinsamer Bundesausschuss

Abbildungsverzeichnis

Inhaltsverzeichnis

1. Einleitung

Das Thema Impfung ist zur heutigen Zeit, mit einer weltweiten Pandemie, aktueller denn je. Erst wurde der Fortschritt bei der Entwicklung eines Impfstoffes verfolgt. Nun geht es täglich darum, wie viel Prozent der deutschen Bevölkerung die erste und zweite Impfung erhalten haben.

Doch auch andere Infektionskrankheiten sollten nicht aus dem Fokus gelangen. Vor allem die so genannten Kinderkrankheiten hören sich zwar harmlos an, sind es aber nicht. Tatsächlich können diese Krankheiten schwere Erkrankungen oder sogar den Tod zur Folge haben. Umso wichtiger ist es, dass Eltern sich mit der Möglichkeit der Impfungen auseinandersetzen und schlussendlich entscheiden ob sie ihre Kinder impfen lassen oder nicht.

Ausgehend der zuvor beschriebenen Handlungsnotwenigkeit Kinder zu impfen ist es das Ziel der vorliegenden Hausarbeit die folgende Forschungsfrage zu beantworten: Welche Maßnahmen werden ergriffen, um Eltern für Impfungen von ihren Kindern aufzuklären?

Die vorliegende Arbeit gliedert sich in sechs Abschnitte. Nach der Einleitung wird die Methodik, mit welcher die vorliegende Hausarbeit bearbeitet wurde, beschrieben. Welche Methode wurde gewählt? Wie wurde für die Beantwortung der Forschungsfrage weiter vorgegangen? Nachdem geht es um Impfungen in Deutschland im Allgemeinen. Es wird kurz auf den Ursprung der Impfungen eingegangen. Anschließend folgt eine kurze Vorstellung der STIKO. Nachdem folgt ein Überblick über die Impfakzeptanz in der Bevölkerung und wie es mit den Impfquoten bei Kindern und Jugendlichen überhaupt aussieht. Im nachfolgenden Abschnitt geht es um die Auswirkungen, wenn keine Impfungen stattfinden. Es wird unterteilt in Individuelle Auswirkungen und Auswirkungen für die Bevölkerung. Neben den Gesundheitlichen Aspekten, werden Ziele der WHO benannt und kurz auf die Ökonomische Auswirkung eingegangen. Danach flogen die Maßnahmen zur Aufklärung der Eltern. Wie werden die Eltern aufgeklärt? Welche Möglichkeiten der Impfaufklärungen gibt es und wie sieht es mit Impfkampagnen aus? Die vorliegende Hausarbeit endet mit einer Diskussion in der die wichtigsten Erkenntnisse zusammengefasst werden, bevor die Beantwortung der Forschungsfrage folgt. Zudem wird darauf eingegangen, welche Maßnahmen eventuell noch in Frage kommen könnten und worauf man achten müsste.

2. Methode

Um die Forschungsfrage der vorliegenden Hausarbeit zu beantworten, wurde ausgewählte Literatur hinzugezogen und die Forschungsfrage in kleinere Bestandteile aufgeteilt. Zum einen das generelle Thema, Impfungen bei Kinder. Gesucht wurde also mit der Schlagwortkombination „Impfungen + Kinder". Besonders wurde dabei auf folgende Fragen geachtet: Wann werden diese durchgeführt? Warum werden Kinder geimpft? Wie sieht die Durchimpfungsquote in Deutschland aus? Als weiteres Thema wurde die Aufklärung gewählt. Gesucht wurde mit den Schlagwortkombinationen „Aufklärungen + Impfungen" und „Aufklärungen + Eltern". Besonders wurde dabei geachtet auf: Warum finden Aufklärungen überhaupt statt? Wie finden Aufklärungen statt?

Für die Recherche wurde, nach der Suche im Onlinekatalog der Alice-Salomon Hochschulbibliothek, hauptsächlich die Datenbank des Springer Links, sowie die Internetseiten von Organisationen, Instituten und Zentralen verwendet. Vor allem Informationsseiten der BZgA und des RKI's wurden genutzt.

Da sich diese Hausarbeit hauptsächlich mit den Impfungen und Impfquoten in Deutschland beschäftigt wurde für die Beantwortung der Forschungsfrage fast ausschließlich nur deutschsprachige Literatur verwendet. Für diese Hausarbeit wurde nur Literatur der letzten 15 Jahre, also ab 2006 bis 2021, verwendet um möglichst aktuelle Impfquoten und Fakten zum Thema Impfungen und Aufklärungen mit einzubeziehen.

Ausgeschlossen wurde jegliche Literatur zum Thema Covid-19 Impfungen. Für Kinder gibt es, nach dem heutigen Stand, keine Möglichkeit der Impfungen und auch für Jugendliche wurde diese erst vor kurzem eingeführt und ist daher noch zu neu um in dieser Hausarbeit aussagekräftig thematisiert zu werden.

3. Impfungen in Deutschland

1807 wurde in den heutigen Bundesländer Hessen und Bayern eine Impfpflicht für die von Edward Jenner entwickelte Pockenimpfung eingeführt (BZgA, 2021; Frohn, 2020). Jenner hatte als Landarzt Beobachtungen in Bezug auf die verheerende Pockenerkrankung, an der jeder siebte in Europa und Asien starb, und der ungefährlicheren Variante der

Kuhpocken gemacht. Auch heute erinnert das Wort Vakzine noch an den bahnbrechenden Forschungen von Jenner. Das lateinische Wort vaccina bedeutet übersetzt so viel wie von den Kühen stammend (Frohn, 2020).

„Schutzimpfungen zur Prävention von Infektionskrankheiten zählen zu den effektivsten und kostengünstigsten medizinischen Interventionsmaßnahmen" (BZgA, 2021). Impfungen sind also ein fester Bestandteil in der medizinischen Versorgung. Die meisten Impfungen finden bereits im frühen Kindesalter statt. Die daraus erschaffene Grundimmunisierung soll einen bestmöglichen Schutz vor diesen Infektionskrankheiten bieten (BZgA, 2021).

Mittlerweile gibt es Impfungen gegen 29 Erkrankungen und viele weitere befinden sich noch in der Entwicklung. Bis Impfstoffe zur Anwendung kommen, dauert es durchschnittlich 10 bis 15 Jahre (nz, 2017).

3.1 STIKO

1972 wurde die STIKO, ein unabhängiges Gremium aus Experten und Expertinnen, vom damaligem Bundesgesundheitsamt eingerichtet. Ihre Tätigkeit wird koordiniert von der Geschäftsstelle im Fachgebiet Impfprävention des Robert Koch-Instituts. Seit 2007 sind die von der STIKO empfohlenen Impfungen Grundlage für die Schutzimpfungsrichtlinie (RKI, 2021).

> (...) Die STIKO (..) [analysiert] neben dem individuellen Nutzen-Risiko-Verhältnis auch die Epidemiologie auf Bevölkerungsebene und die Effekte einer flächendeckenden Impfstrategie für Deutschland. Außerdem entwickelt die STIKO Kriterien zur Abgrenzung einer üblichen Impfreaktion von einer über das übliche Ausmaß einer Impfreaktion hinausgehenden gesundheitlichen Schädigung. (RKI, 2021)

Eine Übersicht für die empfohlenen Impfungen findet man auf dem STIKO-Impfkalender, diesen findet man beispielsweise auf der Rückseite eines Impfpasses, jedoch wird diese Empfehlung jährlich an den neuesten Erkenntnissen angepasst. Die von der STIKO empfohlenen Impfungen werden i.R. von den Krankenkassen übernommen (BZgA, 2021).

3.2 Impfakzeptanz

In einer bundesweiten Repräsentativbefragung durch die BZgA unter dem Namen „Einstellungen, Wissen und Verhalten von Erwachsenen und Eltern gegenüber Impfungen" wurden 5.054 Personen im Alter von 16 bis 85 Jahren im Zeitraum Juli bis September 2018 bundesweit befragt. Generell konnte festgestellt werden, dass sich seit 2012 mehr Menschen positiv zu Impfungen positionieren. Waren es dort noch 61% die Impfungen befürworten bzw. eher befürworten, waren es 2018 schon 77%. 17% haben teilweise Vorbehalte und nur 6% lehnen Impfungen komplett ab. Bei den Eltern sind es sogar noch mehr. 80% dieser sind Impfungen gegenüber positiv gestimmt. 14% würden einigen Impfungen zustimmen, andere aber ablehnen und nur 5% würden keiner Impfung zustimmen (BZgA, 2020).

3.3 Impfquoten bei Kindern

Impfquoten geben einen guten Überblick darüber, wie groß der Anteil geimpfter Personen bei der Bevölkerung oder einer bestimmten Personengruppen ist. Bei den Kindern und Jugendlichen sieht es, daher wie folgt aus: Über 90% der zwei- bis 17-jährigen haben die Grundimmunisierung gegen Tetanus, Diphtherie und Polio sowie die erste Impfung gegen Mumps, Masern und Röteln erhalten. Schlechter sieht es bei den Quoten für die Auffrischungsimpfung gegen Tetanus und Diphterie aus, die zum Schuleintritt empfohlen wird. Bei rund 43% der sieben- bis zehnjährigen fehlt diese. Bei den 14- bis 17-jährigen beträgt die Durchimpfungsquote gegen Hepatitis B 58,3% und gegen Pertussis gerade mal 36,1% (Poethko-Müller, Kuhnert & Schlaud, 2007, S. 55f). Auch bei den HPV Impfungen ist die Durchimpfungsquote sehr gering. Nur 30% der Jugendlichen werden gegen diesen Erreger geimpft (Frisch, 2018, S. 60).

4. Auswirkungen keiner Impfung

„In Deutschland und anderen Industrieländern entscheiden sich einige Eltern bewusst dagegen, ihre Kinder zu impfen – mit *schwerwiegenden* [Hervorhebung v. Verf.] Folgen" (Charbonneau, 2021). Durch die Überlastung der Gesundheitssysteme durch die Pandemie haben im Jahr 2020 weltweit rund 23 Millionen Kinder grundlegende Impfungen verpasst (Charbonneau, 2021).

4.1 Individuelle Auswirkungen

Impfungen bieten Schutz vor Erkrankungen, welche zum Teil verheerende Langzeit Komplikationen oder sogar den Tod zur Folge haben können. Mittlerweile gibt es sogar

Impfungen die das Risiko für einige Krebserkrankungen reduzieren können. So bietet die Hepatitis-B Impfung eine Reduzierung für das Risiko von Hepatitis-B assoziierten Leberkrebs. Noch deutlicher sieht es bei der HPV-Impfung aus. Diese Reduziert das Risiko die

vom Humanen Papillomaviren assoziierten bösartigen Tumoren wie beispielsweise Gebär-
mutterhalskrebs, Penis- oder Nasenrachenraum-Krebs. In der Abbildung 1 sieht man an
der X-Achse die HPV-Durchimpfung in Prozent und an der Y-Ache die verhinderten Fälle.

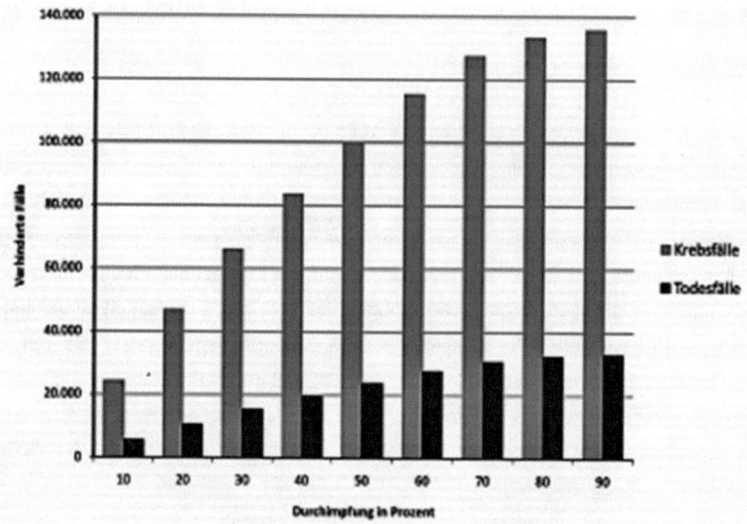

Abbildung 1: Verhinderte Krebs-/Krebstodesfälle über 100 Jahre abhängig von der HPV-
Impfquote

    (linke Säule: Krebsfälle, rechte Säule: Todesfälle)

Quelle: Horn et al. (2013)

Vor allem für Personen mit speziellen Grunderkrankungen oder erhöhtem Risikoverhalten,
sind Impfungen besonders wichtig da sie ein höheres Infektionsrisiko bzw. ein höheres Risiko für schwere Verläufe haben. Es gibt auch eine Vielzahl von empfohlenen Impfungen,
wenn man beispielsweise ins Ausland verreisen möchte. Erfolgen keine Impfungen, entfällt
dementsprechend der Schutz den die Impfungen bieten könnten (RKI, 2018).

4.2 Auswirkungen für die Bevölkerung

Durch Impfungen gibt es die Möglichkeit Infektionskrankheiten beispielsweise zu eliminie-
ren, d. h., dass diese Krankheit in festen geographischen Gebieten nicht mehr vorkommt.
War eine Eliminierung in vielen Gebieten erfolgreich besteht sogar die Chance auf eine
Eradikation, d. h., dass diese Krankheit gezielt aus der Population ausgerottet wurde. 1979
konnte zum ersten Mal eine Krankheit als eradiziert erklärt werden. In den 1960er Jahren

erkrankten an den Pocken weltweit noch rund 2 Millionen Menschen und ca. 30% von diesen verstarben (RKI, 2019). „In der europäischen Region der Weltgesundheitsorganisation stehen aktuell einige Erkrankungen auf der Liste der zu eliminierenden Erkrankungen" (RKI, 2019). Die Poliomyelitis Erkrankung konnte in einigen Regionen schon eliminiert werden. 1996 konnte dies in Amerika erreicht werden, 2000 im westpazifischen Raum und 2002 in Europa (RKI, 2019). Ein Ziel der WHO war es die Masern bis 2010 zu eradizieren, welches nicht erreicht wurde. Tatsächlich stiegen die Fälle innerhalb der EU drastisch an. Waren es 2016 noch 5300 erkrankte, stieg die Zahl in 2017 schon auf 24000. 2018 stieg die Anzahl sogar über das dreifache auf 82000 Fälle an (Baldauf, 2019).

„In vielen Fällen schützen Impfungen nicht nur die geimpfte Person selbst, sondern verhindern auch eine Ausbreitung der Krankheit in der Bevölkerung" (BZgA, 2021). Der Schutz der Gemeinschaft durch die so genannte Herdenimmunität ist besonders wichtig. So werden auch Menschen geschützt, welche sich beispielsweise nicht selber impfen lassen können. Gründe hierfür können sein ein abgeschwächtes Immunsystem oder auch, dass sie noch zu jung sind (BZgA, 2021). Zudem wird das internationale Reisen immer einfacher, so dass eine Verschleppung oder Einschleppung von Erregern laut dem RKI (2016) auch immer einfacher wird.

Auch ökonomisch haben Impfungen Auswirkungen. Werden durch die Impfungen möglichst viele Krankheiten und Langzeit Komplikationen verhindert, können auch die Kosten im Gesundheitswesen beispielsweise für das Pflegepersonal oder die Arbeitsausfälle in der Gesellschaft reduziert werden. Des Weiteren kann auch die Reduzierung von Antibiotika-Resistenzen geschaffen werden. Impfungen können Erkrankungen durch Bakterien verhindern, sodass diese nicht antibiotisch behandelt werden und eine Antibiotika-Resistenz gar nicht erst entstehen kann (RKI, 2018).

5. Maßnahmen zur Aufklärung der Eltern

Die Aufklärung ist ein wichtiger Bestandteil der Impfleistung und durch die Aufklärungspflicht für den Arzt unumgänglich. Die zu impfende Person bzw. ein sorgeberechtigter Elternteil oder Vormund muss über die Impfung und zu verhütende Krankheit aufgeklärt werden, damit eine rechtmäßige Einwilligung abgegeben werden kann (RKI, 2018).

Die Aufklärung sollte in der Regel Informationen über folgende Punkte umfassen: die zu verhütende Krankheit und deren Behandlungsmöglichkeiten, den Nutzen der Impfung, die Kontraindikationen, die Durchführung der Impfung, den Beginn und die

Dauer des Impfschutzes, das Verhalten nach der Impfung, mögliche unerwünschte Arzneimittel-wirkungen und Impf-komplikationen, die Notwendigkeit und die Termine von Folge- und Auffrischimpfungen. (RKI, 2018)

Die bundesweite Repräsentativbefragung durch die BZgA unter dem Namen „Einstellungen, Wissen und Verhalten von Erwachsenen und Eltern gegenüber Impfungen" fand ebenfalls heraus, dass „(…) nach wie vor der Ärzteschaft die Schlüsselrolle bei der Aufklärung zu gesundheitsrelevanten Themen (…)" (BZgA, 2020) zukommt. So gaben beispielsweise 97% der befragten an, dass das persönliche Gespräch mit dem Arzt oder der Ärztin die bevorzugte Informationsquelle für Impfungen ist, aber auch die medizinische Fachkraft wird mit 90% doch gerne hinzugezogen. 74% der Personen fand Informationsbroschüren und Faltblätter ebenfalls hilfreich um informiert zu werden (BZgA, 2020).

5.1 Aufklärung beim Arzt

Bereits bei der U3 Untersuchung werden Eltern mit dem Thema Impfungen konfrontiert. In der dazugehörigen Elterninformation im U-Heft werden diese darauf hingewiesen und können sich schon vorab Gedanken zu dem Thema machen. Der behandelnde Arzt bzw. die behandelnde Ärztin informieren die Eltern über die empfohlenen Impfungen (B-BA, 2019). Die Impfserie beginnt mit der Rotavirusschluckimpfung in der 6. Lebenswoche (Heininger, 2017, S. 311). So findet die erste Impfung meist zwischen der U3 und der U4 statt. Fortan finden bis zum Schuleintritt regelmäßige U-Untersuchungen und/oder Impfungen statt und die Grundimmunisierung wird abgeschlossen (B-BA, 2019). In vielen Arztpraxen stehen ebenfalls Aufklärungsmerkblätter zur Verfügung auf denen sind die wichtigsten Details vermerkt und können ebenfalls als Informationsquelle verwendet werden (RKI, 2018).

5.2 Aufklärung durch Impfkampagnen

Auch die BZgA möchte die Impfbereitschaft in der Bevölkerung erhöhen, indem Wissen über die Impfungen in Impfkampagnen verbreitet werden. 2006 begann die Impfkampagne gegen die Grippe unter dem Namen „Wir kommen der Grippe zuvor". 2012 ging die Kampagne „Deutschland sucht den Impfpass" an den Start und soll das WHO Ziel, die Eradikation der Masern, unterstützen (BZgA, 2021).

6. Diskussion

Die Ergebnisse der Literaturrecherche zeigen, dass Impfungen zur heutigen Zeit zu den wichtigsten präventiven Maßnahmen gehört (BZgA, 2021). Mittlerweile gibt es Impfungen gegen 29 Krankheiten (nz, 2017), im Jahr 2018 ist die Befürwortung bzw. eher die Befürwortung von Impfungen um 16% gestiegen im Vergleich zu 2012 (BZgA, 2020) und trotzdem lässt sich erkennen, dass die Durchimpfungsquote der Kinder und Jugendlichen mit zunehmendem Alter und je nach Impfung stark abnimmt. Vor allem aber bei Kindern und Jugendlichen mit Migrationshintergrund bestehen Impflücken (Poethko-Müller, Kuhnert & Schlaud, 2007, S. 55f). Wie die Studie der BZgA aus dem Jahr 2018 aufzeigte, bevorzugen 97% der Befragten das persönliche Gespräch mit dem Arzt um an Informationen über Impfungen zu gelangen.

Bezogen auf die Forschungsfrage der Hausarbeit: „Welche Maßnahmen werden ergriffen, um Eltern für Impfungen von ihren Kindern aufzuklären?" lässt sich deutlich sagen, dass das persönliche Gespräch mit dem behandelnden Arzt bzw. der behandelnden Ärztin die Maßnahme ist, in der die Eltern am meisten über die Impfungen von ihren Kindern aufgeklärt werden.

Bis zur Einschulung finden regelmäßig die U-Untersuchungen statt, insgesamt neun, welche zum Teil mit den Impfungen kombiniert werden können. In der Regel wird ab der U4 der Impfpass bei jeder U-Untersuchung mit angeschaut und auf aktuellen Stand überprüft. So werden verpasste Impfungen oder kleine Verzögerungen recht schnell bemerkt (B-BA,2019). Auch in den oftmals ausgelegten bzw. zur Verfügung gestellten Aufklärungsblättern zu Impfungen können sich Eltern in der Praxis informieren oder vorbereitend für den nächsten Impftermin mit nach Hause nehmen (RKI, 2018). Auch die von der BZgA entworfenen Impfkampagnen dienen dem Zweck der Aufklärung (BZgA, 2021).

Tatsächlich ist die Handhabung die U-Untersuchungen und die Impfungen so miteinander zu verflechten gerade für Kinder vor der Einschulung sehr sinnvoll. Die Kinder sind aufgrund der U-Untersuchungen regelmäßig in der Kinderarztpraxis und der Impfstatus kann überprüft werden (Kohl, von Both & Huebner, 2016, S.54). Auffällig ist jedoch, dass nach dem Schuleintritt die Impfquoten sinken, obwohl die Auffrischung der Impfungen genauso wichtig ist wie die Grundimmunisierung. Die U-Untersuchungen sind erledigt und die Kinder kommen meist nur noch bei Krankheit in die Praxis, wo oftmals keine Überprüfung des Impfstatus stattfindet. Laut Kohl, van Both und Huebner (2016, S. 54) könnte die Ärzteschaft dem entgegenwirken, indem auch in diesen Fällen das Thema der Impfungen nicht außer

Acht gelassen wird und eine Überprüfung des Impfschutzes stattfindet. So könnte sichergestellt werden, dass die Impfquoten bei älteren Kindern und Jugendlichen wieder ansteigen (Poethko-Müller, Kuhnert & Schlaud, 2007, S. 55f).

Eine veränderte Kommunikationsstrategie wäre nach der Beschreibung von Frisch (2018, S. 60) vor allem für die HPV Impfung notwendig. Die Grundschwierigkeit liegt bei dieser Impfung der Übertragungsweg der Erreger, welcher vor allem an sexuelle Aktivitäten angeknüpft ist. „Die meisten Eltern haben offenbar Schwierigkeiten, sich sexuelle Aktivitäten bei ihren neun- bis 14-jährigen Kindern vorzustellen und breiten gleich den Helikoptermantel aus" (Frisch, 2018, S. 60).

Eine weitere gute Möglichkeit um Eltern für Impfungen von ihren Kindern aufzuklären, könnten Impfkampagnen sein. Gerade zu Zeiten der Digitalisierung und vor allem der sozialen Netzwerke ist es eigentlich sehr schade, dass diese Möglichkeit der Informationsverbreitung in Deutschland nur sehr gering bzw. sogar gar nicht, zumindest wurde während der Literaturrecherche kein Hinweis darauf gefunden, genutzt wird. Ähnliches wurde bereits in den USA getestet. In einer Studie von Glanz et al aus dem Jahr 2017 wurden in Colorado von September 2013 bis Juli 2016 insgesamt 1093 Frauen im letzten Schwangerschaftsdrittel begleitet und in drei Gruppen aufgeteilt (Glanz et al., 2017)

> Gruppe 1 erhielt Impfinformationen über eine Webseite sowie über interaktive Komponenten in sozialen Netzwerken. Dabei bestand die Möglichkeit, über einen Blog, ein Diskussionsforum oder im Chatroom Kontakte zu knüpfen. Zudem konnten direkte Fragen an ein Expertengremium, bestehend aus einem Pädiater, einem Wissenschaftler aus dem Gebiet der Impfstoffsicherheit und einem Experten für Risikokommunikation, gestellt werden. Darüber hinaus wurden in Gruppe 1 monatlich aktuelle wissenschaftliche Nachrichten zur Impfstoffsicherheit, aktuellen Ausbrüchen etc. zur Verfügung gestellt. Gruppe 2 hatte lediglich unbegrenzten Zugang zu der Webseite mit Impfinformationen und die Frauen der Gruppe 3 erhielten die übliche Gesundheitsversorgung. (Glanz et al., 2017 zitiert nach cs, 2018, S. 20)

Beobachtet wurden 888 Kinder bis zum 200 Lebenstag hinsichtlich der Durchgeführten Impfungen und eventuell überfälligen Impfempfehlungen in den USA: Die Ergebnisse der Studie zeigten deutlich: „dass die Web-basierte Verbreitung gezielter Impfinformationen und der Austausch über soziale Medien am Ende der Schwangerschaft Wirkung zeigt." (cs, 2018, S. 20). Die Kinder in den entsprechenden Gruppen wurden häufiger innerhalb der empfohlenen Zeiträume geimpft, als die Kinder die nur die übliche Gesundheitsversorgung erhielten (Glanz et al., 2017).

Bei Impfkampagnen muss jedoch einiges beachtet werden, um das gewünschte Ziel auch zu erreichen, dies hat beispielsweise eine britisch-italienische Studie aus dem Jahr 2017 gezeigt. In der Studie von Pluviano, Watt und Della Sala wurden drei Impfstrategien getestet um populäre Fehlurteile gegen die Mumps-, Masern- und Rötelimpfung (MMR-Impfung) zu revidieren. Die Teilnehmer waren 120 Studenten, welche vor der Studie nach ihren Meinungen zu der MMR Impfung befragt wurden. Die erste Strategie stellte einen verbreiteten Mythos über der MMR Impfung im Zusammenhang mit Autismus aus dem Jahr 1998 gegenüber dem Fakt, dass dies in keinem Zusammenhang steht, da. Die zweite Strategie zeigte eine grafische Darstellung zweier Gruppe von 100 Kindern. Auf der linken Seite waren die Kinder unter fünf Jahren an Masern erkrankt und es wird eine Wahrscheinlichkeit aufgezeigt wie schwer die Symptome der Kinder, unterteilt in leicht, mäßig und schwer sein können. Auf der anderen Seite der Grafik waren die 100 Kinder geimpft und es wird ein potentielles Risiko aufgezeigt wie viele der Kinder Symptome als Folge der Impfung haben. Unterteilt wird hier in leichte und mäßige Symptome.

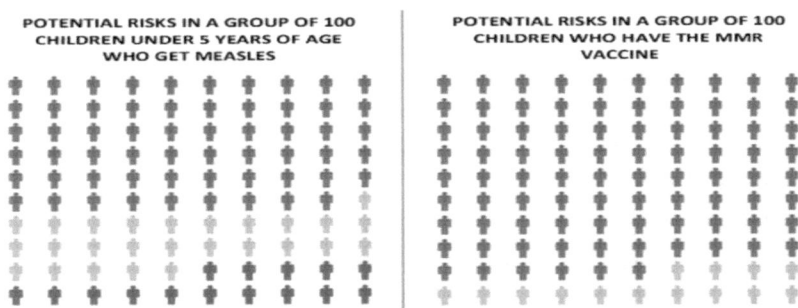

Abbildung 2: potenzielle Risikodarstellung zweier Gruppen mit 100 Kindern

(rechts: 15 rot, 26 gelb, 59 grün // links: 14 gelb, 86 grün)

Quelle: Pluviano, Watt & Della Sala (2017)

Unter der Darstellung folgte eine kurze Auflistung und Beschreibung für jede Gruppe. In der Gruppe der unter fünfjährigen mit Masernerkrankung haben 59 Kinder leichte Symptome, 26 mäßige und 15 sogar schwere Symptome bei denen auch ein Krankenhausaufenthalt als Schlussfolgerung möglich wäre. Bei den geimpften Kindern, haben 86 Kinder leichte Symptome nach der Impfung und 14 mäßige.

Most children will have the common and usually mild **(in green)** symptoms of measles e.g. fever, cough, runny nose, red, painful eyes, rash. Some may have more than one of these symptoms at the same time.	Most will have common and usually mild **(in green)** symptoms of the MMR vaccine e.g. pain or swelling at the injection site, joint pain and stiffness. Some may have more than one of these symptoms at the same time.
26 in 100 may have moderate **(in yellow)** symptoms: ‣ **12** may have diarrhoea; ‣ **14** may get an ear infection.	**14** in 100 may have moderate **(in yellow)** symptoms: ‣ **4** may have high fever; ‣ **4** may be irritable; ‣ **1** may have swelling of salivary glands; ‣ **5** may have a non-infectious faint red rash.
15 in 100 may have serious **(in red)** symptoms ‣ **9** may get pneumonia ‣ **5** may have measles croup ‣ **1** may have fever-induced convulsion Some may be hospitalised for any of the above symptoms.	

Abbildung 3: Auflistung des Risikopotenziales sowie Erklärung der Stufen

Quelle: Quelle: Pluviano, Watt & Della Sala (2017)

Die dritte Strategie zeigte eine kurze Beschreibung der Erkrankung Mumps verbunden mit einem Bild, welches ein an Mumps erkranktes Kind zeigte. Am Ende der Studie wurden die Teilnehmer noch einmal nach ihren Meinungen zu der Impfung befragt. (Pluviano, Watt & Della Sala, 2017).

Tatsächlich zeigten die Ergebnisse unteranderem, dass das unter den Studienteilnehmern die Skepsis gegenüber der Impfung gestiegen ist. Zwei der Strategien zeigten sogar eine deutliche Verstärkung der Impfmythen. „Die Ergebnisse zeigen nach Ansicht der Studien-autoren, dass Fakten schnell aus dem Gedächtnis verschwinden und populäre Irrtümer zu-rückbleiben." (Springer Medizin, 2017, S. 6)

Bei Impfkampagnen müsste man also nicht nur auf die Zielgruppe achten, sondern vor al-lem auch auf die Informationsstrategie. Wie man an der Studie von Pluviano, Watt und Della Sala gesehen hat, kann die Kampagne die ursprünglich zum Impfen anregen soll sonst auch das genaue Gegenteil bewirken.

Literaturverzeichnis

B-BA. (2019). Kinderuntersuchungsheft. Abgerufen am 16.08.2021 von https://www.g-ba.de/downloads/17-98-4160/2019-11-14_GBA_Kinderuntersuchungsheft_Web_WZ-PW.pdf

Baldauf, J. (2019). Die Impfung schützt alle!. Pflegezeitschrift, 72, 9. https://doi.org/10.1007/s41906-019-0095-2

BZgA. (2020). Mehr Menschen stehen Impfungen positiv gegenüber. Neue Studiendaten der Bundeszentrale für gesundheitliche Aufklärung. Abgerufen am 16.08.2021 von https://www.bzga.de/presse/pressemitteilungen/2020-01-14-mehr-menschen-stehen-impfungen-positiv-gegenueber/

BzgA. (2021). Hintergrundwissen Impfen. Abgerufen am 09.08.2021 von https://www.impfen-info.de/wissenswertes.html

BzgA. (2021). Impfkampagnen der BZgA. Abgerufen am 09.08.2021 von https://www.impfen-info.de/kampagnen.html

BZgA. (2021). Impfschutz für die ganze Familie. Welche Impfungen sind wirklich wichtig? Warum sollte ich mich gegen Grippe impfen lassen?. Abgerufen am 16.08.2021 von https://www.impfen-info.de/wissenswertes/20-fragen-und-antworten-zum-impfen.html

Charbonneau, N. (2021). 11 Dinge, die Sie über Impfungen wissen sollten. Abgerufen am 22.08.2021 von https://www.unicef.de/informieren/aktuelles/blog/elf-dinge-ueber-impfungen-zur-weltimpfwoche/75770

cs. (2018). Soziale Medien fördern Impfakzeptanz bei Eltern. Heilberufe 70, 20 https://doi.org/10.1007/s00058-018-3199-y

Frisch, J. (2018). HPV-Impfung: bessere Aufklärung von Eltern und Kindern nötig. gynäkologie + geburtshilfe, 23 (2), 60. https://doi.org /10.1007/s15013-018-1413-2

Frohn, B. (2020). Medizingeschichte: Seit wann gibt es Impfungen?. Abgerufen am 09.08.2021 von https://www.barmer.de/gesundheit-verstehen/impfen/seit-wann-gibt-es-impfungen-223866

Glanz J M. et al. (2017). Web-based Social Media Intervention to Increase Vaccine Acceptance: A Randomized Controlled Trial. Abgerufen am 26.08.2021 von https://pubmed.ncbi.nlm.nih.gov/29109107/

Heininger, U. (2017). Impfungen im ersten Lebensjahr. Monatsschr Kinderheilkd 165, 311 https://doi.org/10.1007/s00112-017-0256-6

Kohl, L.J., von Both, U. & Huebner, J. (2016). Impfungen im Kindesalter. MMW - Fortschritte der Medizin 158, 52–56 https://doi.org /10.1007/s15006-016-8281-2

nz.(2017). Impfungen — Opfer ihres eigenen Erfolges. Pädiatrie 29, 48 https://doi.org/10.1007/s15014-017-1064-0

Pluviano, S., Watt, C. & Della Sala, S. (2017). Misinformation lingers in memory: Failure of three pro-vaccination strategies. PLoS ON, 12(7), 1-15. https://doi.org/10.1371/journal.pone.0181640

Poethko-Müller, C. Kuhnert, R. Schlaud, M. (2007). DGKJ-PO-2 Kinder- und Jugendgesundheitsstudie „KiGGS": Impfquoten in Deutschland. In Abstracts Nürnberg, Monatsschr Kinderheilkd. 1–174, S. 55-56. https://doi.org /10.1007/s00112-007-1620-8

RKI. (2016) Antworten des Robert Koch-Instituts und des Paul-Ehrlich-Instituts zu den 20 häufigsten Einwänden gegen das Impfen. Abgerufen am 16.08.2021 von rki.de/DE/Content/Infekt/Impfen/Bedeutung/Schutzimpfungen_20_Einwaende.html

RKI. (2018). Aufklärung vor Schutz-impfungen. Abgerufen am 09.08.2021 von https://www.rki.de/SharedDocs/FAQ/Impfen/Aufklaerung/FAQ-Liste.html;jsessionid=57BFA83CB7D24834BF4B3F41F24CDD7F.internet121?nn=2391120

RKI. (2019). Elimination impfpräventabler Erkrankungen. Abgerufen am 09.08.2021 von https://www.rki.de/DE/Content/Infekt/Impfen/Praevention/praevention_node.html

RKI. (2021). Ständige Impfkommission (STIKO). Abgerufen am 20.08.2021 von https://www.rki.de/DE/Content/Kommissionen/STIKO/stiko_node.html

Springer Medizin.(2017). Impfkampagnen: Nutzlose Aufklärung?. CME 14, 6. https://doi.org/10.1007/s11298-017-6348-8